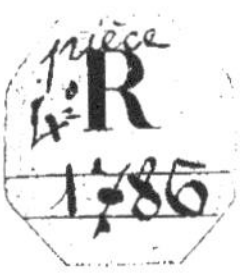

GUILLAUME DE FONTENAY

LA CHIMICOGRAPHIE ET La Prétendue Photographie DU RAYONNEMENT VITAL

Tirage à part de deux articles parus dans les numéros de Mars et d'Avril 1913

DES

Annales des Sciences Psychiques

Publication mensuelle illustrée

PARIS — 39, Rue Guersant (Villa des Ternes, 14) — PARIS

PARIS
SOCIÉTÉ DES PUBLICATIONS SCIENTIFIQUES ET INDUSTRIELLES
8, Rue du Débarcadère, 8

1913

SOMMAIRE

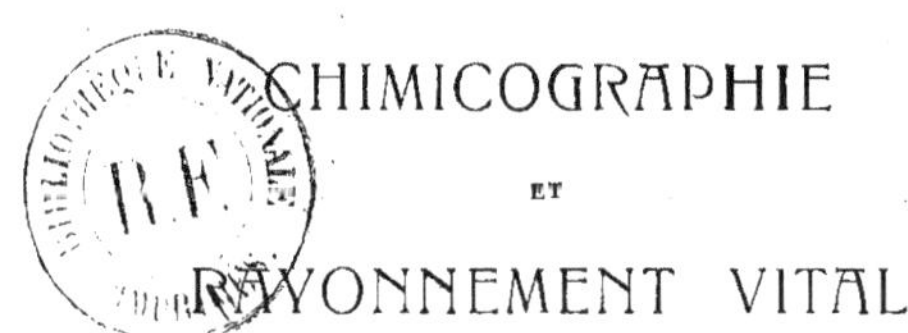

CHIMICOGRAPHIE

ET

RAYONNEMENT VITAL

Guillaume de Fontenay

LA CHIMICOGRAPHIE

Et la prétendue Photographie du Rayonnement vital

Mémoire sur quelques réactions au contact de la plaque sensible

I. — Historique et considérations générales

Lorsqu'on applique pendant quelque temps une feuille de papier manuscrit ou imprimé contre la face émulsionnée d'une plaque photographique, il peut se faire qu'après développement on trouve sur la plaque une reproduction plus ou moins complète, en négatif ou en positif, des caractères que portait la feuille de papier.

Le fait est connu depuis fort longtemps. M. R. Colson notamment l'a étudié et mentionné dès 1897 dans son ouvrage sur la Plaque Photographique ; et il est si généralement admis par quiconque s'occupe de photographie, que beaucoup de manuels recommandent de ne jamais envelopper les plaques vierges ou impressionnées dans un papier de journal.

Les manuels ont raison de donner ce conseil, parce qu'il est sage. Nous verrons plus loin toutefois que les caractères imprimés, ou même manuscrits, ne se transcrivent pas *toujours* sur les surfaces sensibles avec lesquelles ils entrent en contact.

Au cours de l'année 1908, le fait que je viens de signaler fut remis en lumière d'assez étrange façon. Quelqu'un s'étant avisé d'appliquer contre son front ou son estomac une enveloppe opaque contenant une plaque sensible au contact d'un papier revêtu de caractères, s'étonna grandement de trouver ces caractères transcrits sur la plaque après développement.

De là à crier au miracle ou tout au moins à la grande découverte le pas fut vite franchi et un certain nombre de personnes, après avoir vérifié un phénomène si naturel mais annoncé à grand fracas, s'imaginèrent de bonne foi être éminemment *radio-actives* (c'était un des mots employés) et se crurent la source de toutes sortes de rayons vitaux et merveilleux.

Diverses sociétés magnétiques ou psychiques et même l'Académie des Sciences furent saisies de la question. Quelques membres d'une société de recherches à laquelle j'appartenais m'ayant demandé alors de leur dire ce qu'il fallait penser de ces faits, principalement au point de vue de l'action éventuelle d'un rayonnement vital, je me livrai, durant les derniers mois de 1908, à diverses expériences sommaires en vue de déterminer la cause productrice de ces phénomènes.

Connaissant les travaux antérieurs, et en particulier ceux de Colson, je supposai tout d'abord qu'il s'agissait beaucoup plus probablement d'un effet chimique que d'un rayonnement vital ; et la vérification de mon hypothèse était relativement simple. En effet, je soumis des enveloppes opaques contenant le dispositif papier-cliché contre plaque sensible, je soumis, dis-je, deux enveloppes semblables, l'une à l'action de mon front et l'autre à l'action d'un récipient plein d'eau à 40° environ. Au développement, les plaques étaient semblablement impressionnées. Donc aucune vitalité n'était nécessaire à la réussite de l'expérience. C'était un premier point acquis.

D'autre part, l'action chimique était très probable du fait que je ne pouvais obtenir de transcription que lorsque j'appliquais le papier manuscrit au contact de l'émulsion. Si au contraire, je plaçais le texte au contact du dos de la plaque, le développement de celle-ci ne me donnait rien.

Il est à noter que les partisans de la « Radioactivité » prétendaient alors obtenir des transcriptions, même en appliquant le texte contre le dos de la plaque. Toutefois ils n'ont pas pu y parvenir devant moi avec des papiers dépourvus de phosphorescence et dans des conditions de nature à éviter que la transcription eût lieu *par transparence*, sous l'action par exemple des rayons lumineux provenant de la lanterne du laboratoire.

Le résultat de ces très brèves expériences fut consigné dans une note qui, présentée à l'Académie des Sciences en mon nom par M. d'Arsonval, se trouve insérée aux Comptes-rendus de 1909 (11 janvier) pages 112-115. Elle a paru également au Bulletin de la Société française de Photographie pour 1909, pages 91-95 et dans plusieurs autres publications. Je faisais observer à la fin que je n'avais pu obtenir de transcriptions ni par le dos de la plaque ni en employant des textes imprimés ; ce qui était alors parfaitement exact.

Cette note souleva une grande indignation ches les partisans de la « Radio-activité » humaine et des « Rayons vitaux ». Il fallut polémiser dans les revues ouvertes ; et même, paraît-il, une réfutation complète de mon travail fut adressée à l'Académie des Sciences. Mais l'Académie n'ayant pas inséré cette réfutation dans ses Comptes-rendus, je n'en ai eu connaissance que par les entre-filets de quelques journaux quotidiens.

Si les objections qui me furent adressées alors étaient peu fondées et même parfois tout à fait déraisonnables ; si la question *cause du phénomène* était résolue, il n'en est pas moins vrai que le comment ? de ce phénomène demeurait assez obscur.

En effet, ainsi que je l'avais signalé dans ma note : 1° Je n'avais pas obtenu la transcription des caractères imprimés, alors que d'autres expérimentateurs l'avaient obtenue ;

2° La transcription des caractères manuscrits se faisait tantôt en négatif (traits clairs sur fond noir) tantôt en positif (traits noirs sur fond clair) et cela non seulement sur des plaques successives et avec des papiers-clichés différents, mais même sur une plaque donnée, avec le même papier.

Sans doute la théorie si mal connue du renversement de l'image photographique pouvait être invoquée. Néanmoins la question méritait d'être reprise. Elle le fut, avec beaucoup de talent et de conscience, par M. le Dr Breton qui vient de publier le résultat de ses recherches.

Ils sont, dans leur ensemble, très analogues à ceux que j'ai obtenus moi-même autrefois. Le Dr Breton a fait usage comme moi de sources de chaleur artificielles dont il comparait les effets à ceux de la chaleur naturelle de l'organisme ; et comme je l'avais fait, il est arrivé, par l'un et l'autre de ces moyens, à des documents tout à fait comparables entre eux. Il a fait agir aussi des courants continus de faible intensité qui lui ont fourni des résultats sensibles. Mais sur deux points en particulier les constatations de M. le Dr Breton s'écartent des miennes :

1° Ses transcriptions se sont toujours produites *en négatif* ;

2° Il a parfois obtenu des transcriptions à travers le support de la couche sensible.

Le premier de ces points n'a pas beaucoup d'importance et l'on verra par la suite de cette étude qu'il peut être l'effet d'un simple hasard.

Quant au second point, il est capital. Je voudrais pouvoir admettre que dans ces expériences aucune erreur de technique n'est venue fausser les opérations ; car alors nous nous trouverions en présence de phénomènes d'un ordre tout différent et dont l'étude méthodique pourrait nous conduire à des résultats bien neufs (1) ; mais je suis obligé d'avouer que, pour mon compte, je n'ai jamais rien pu obtenir de semblable jusqu'à présent.

C'est donc tout particulièrement d'actions de contact et d'actions chimiques sur les émulsions sensibles qu'il sera question au cours de cette étude.

II. — Complexité de la question

Il ne m'est pas venu un seul instant à la pensée de résoudre dans sa généralité la question qui fait le sujet de ce travail. On le comprendra de reste si l'on veut réfléchir à la complexité du problème. Ni les papiers, ni leurs encollages, ni les encres à écrire, ni les encres typographiques, lithographiques et autres, ni même les émulsions de nos plaques ne sont des substances chimiquement pures, de composition définie et constante. Leurs réactions réciproques sont subordonnées à un nombre de combinaisons que l'on peut considérer comme infini. De combien de manières ne peut-on pas en outre faire varier la durée de l'application du papier contre la couche sensible, la température à laquelle sera soumis le dispositif, la pression que l'on exercera sur les surfaces, la nature et l'énergie du révélateur, la durée du développement ?

Je n'ai voulu et pu envisager qu'un très petit nombre de cas particuliers qui m'ont semblé — peut-être à tort — devoir être plus spécialement intéressants. Les quelques tentatives de généralisation que l'on pourrait trouver dans ce travail devront donc être accueillies avec autant de prudence que j'en mets à les énoncer.

Parmi les facteurs primordiaux que nous aurons à envisager dans cette étude, il faut compter : les couches sensibles, les papiers avec leurs colorants et leurs encollages, les encres diverses déposées à la surface des papiers.

1. Sans toutefois que l'on puisse en tirer de conclusion en faveur d'une radio-activité humaine, puisque le Dr BRETON a obtenu ces transcriptions tout aussi bien à l'étuve qu'au moyen de la chaleur organique.

III. — Les couches sensibles

Je n'ai expérimenté qu'avec un nombre assez restreint de marques : Lumière étiquette bleue, vitroses Lumière, Jougla étiquette verte, Grieshaber étiquette mauve. Je les ai utilisées soit complètement vierges, soit exposées d'abord au grand jour, soit sursenbilisées par un voile systématique. Dans ce dernier cas j'ai fait usage parfois du voile ultérieur mais plus habituellement du voile préalable. Ultérieur ou préalable je me suis efforcé de donner toujours le même voile. Il consistait à exposer la couche sensible pendant sept secondes à la lumière d'une lampe à essence Pigeon située à une distance de 3 m. La lampe était baissée de façon que la flamme eût une hauteur approximative de 2 cm. Lorsque j'opérais dans le laboratoire obscur, faute de place je donnais trois secondes (battues au métronome) à la distance de 2 m. Ce dernier voile pouvait être théoriquement un peu plus faible que l'autre, mais dans la pratique ils avaient la même valeur. D'ailleurs les plaques ou vitroses destinées à des expériences comparatives étaient toujours, bien entendu, voilées ensemble, dans le même châssis-presse. Plus souvent encore les comparaisons se faisaient au moyen d'une seule plaque ou d'une seule vitrose que je coupais au diamant ou d'un coup de ciseaux. Les deux moitiés étaient ensuite développées ensemble et subissaient la même fortune jusqu'à la fin du séchage.

Comme révélateurs j'ai employé, suivant les cas, le diamidophénol en liqueur neutre, légèrement acidifiée ou franchement acide ; l'hydroquinone-carbonate de soude et l'hydroquinone-formol.

IV. — Les papiers

Le papier de chiffons est théoriquement de la cellulose presque pure ; mais dans la pratique — et je parle surtout des papiers modernes — nous nous trouvons en présence d'un feutrage des ingrédients les plus divers.

En dehors de sa composition propre, il est rare qu'il ne retienne pas du chlore (à la suite du blanchiment) ou des sulfites alcalins (au moyen desquels on s'est efforcé d'éliminer le chlore). Les papiers colorés contiennent en outre des sels métalliques, bleu de Prusse, chromate de plomb, etc.... sans parler des extraits de Campêche, de bois de Lima et de toute la palette des colorants dérivés de la houille. Voilà pour la pâte même du papier. Mais il y a presque toujours en outre l'encollage.

Le papier est encollé soit dans la masse, au cours de sa fabrication, soit en surface, quand il est terminé. Le nombre des substances employées à l'encollage est assez considérable : Fécule, gélatine, colle-forte, arrow-root, dextrine, alun, savons résineux divers.

Enfin certains papiers, dits pour cela *papiers couchés*, reçoivent, en sus de l'encollage habituel, une *couche* agglutinée de substance très blanche (de sulfate de baryte, par exemple), qui prend plus régulièrement l'encre des clichés à pointillé de simili-gravure. Ce sont encore de nouvelles substances qui viennent s'ajouter à celles que nous connaissons déjà.

V. — Les encres

Cependant la complexité des papiers est bien peu de chose quand on la compare à celle des encres. Je n'énumérerai pas le quart des substances que peuvent contenir nos encriers. On trouvera d'utiles renseignements à cet égard dans l'ouvrage de M. A. M. Villon sur la Fabrication des Encres ; il ne sera pas malaisé de relever en quelques pages une centaine de produits employés dans cette industrie. Parmi les plus importants ou les plus caractéristiques, je citerai seulement la noix de galle, le tannin, les acides acétique, tartrique, gallique, pyrogallique, vanadique, molybdique, le sucre, l'alun, l'ammoniaque, la glycérine, le sulfate de fer, le bichlorure de mercure, le sulfate de cuivre, la térébenthine, la tournure de fer, l'encre de Chine, le noir de fumée, le perchlorure de fer, le bichromate de potasse, la potasse caustique, l'acétate de manganèse, le chlorure de cobalt, le peroxyde de manganèse, etc., etc. Il est superflu de faire observer que nombre de ces corps ont une action très marquée non seulement sur la fibre et les substances ajoutées à la fibre des papiers mais aussi sur le gélatino-bromure d'argent.

Les encres typographiques et similaires ont peut-être une composition plus uniforme, du moins les encres noires. Elles consistent en somme en noir de fumée, noir animal, etc... délayés dans un vernis ou une huile cuite qui, pour les encres de luxe, est en général de l'huile de lin réduite à l'état de vernis par une savante cuisson, et qui, pour les encres inférieures, n'est plus qu'un mélange assez mal défini d'huiles minérales à bon marché. Toutefois les encres typographiques elles-mêmes contiennent fréquemment de la litharge, du chlorure de cuivre, de l'acide oxalique, du savon de potasse, diverses résines, du bitume de Judée, du bleu de Prusse (même les encres noires) du salpêtre, etc... etc.

VI. — Expériences préliminaires
Inscriptions simples

Si l'on écrit directement avec diverses solutions sur la couche sensible d'une plaque photographique et qu'on la développe ensuite par les moyens ordinaires, on observe sur cette plaque des résultats bien différents suivant la nature des solutions employées. Le cliché 2791 nous en montre quelques-uns. On y voit que plusieurs

N° 2791.

substances, comme les acides gallique et pyrogallique, le prussiate jaune de potasse, l'azotate d'argent et certains vernis s'inscrivent en positif ; que d'autres, comme le sulfate de cuivre et le bichromate de potasse s'inscrivent en négatif ; tandis que d'autres encore, par exemple l'alun de potasse et le sulfate acide de quinine s'inscrivent partiellement en négatif et partiellement en positif selon que la plume a déposé ici ou là une quantité plus ou moins grande du liquide qui le chargeait. Quant au formol, il s'est inscrit presque partout sous forme d'un trait central positif enveloppé d'un liseré négatif et d'une sorte de nébuleuse ou de halo, négatif également.

Mais le sens du phénomène est loin d'être constant et entre autres conditions susceptibles de le faire varier, il faut compter le degré de voile de la plaque et aussi la nature du révélateur. Le cliché 2791 a été développé au formol-hydroquinone. Voici un autre cliché développé au diamidophénol acide. Les traits ondulés et numéros 1 et 2 ont été obtenus en écrivant sur la plaque avec du bichlorure de mercure en solution aqueuse concentrée. Tantôt négatifs, tantôt positifs silhouettés de négatif, ils ne ressemblent guère à l'inscription obtenue avec la même substance sur la plaque 2791. Il en est de même de l'inscription n° 8

(cliché 2783) obtenue avec le foie de soufre et qui diffère sensiblement de l'inscription 14 tracée avec le même corps sur le cliché 2791. Mais l'écart le plus marqué peut-être s'est produit pour l'acide gallique, positif en 2791 et franchement négatif en 2783 (inscription n° 7.)

Il serait intéressant de rechercher les causes de telles différences, mais je m'en abstiendrai pour l'instant.

Je ferai observer que j'ai écrit sur les plaques reproduites ci-contre au moyen de plumes d'oie, changées ou soigneusement essuyées avant d'être trempées dans une nouvelle solution. Lorsqu'on emploie des plumes métalliques (ce que j'avais eu le tort de faire en 1908) le phénomène se complique encore davantage. Le liquide qui s'écoule en dernier s'est modifié très souvent par l'attaque du métal et fournit des résultats fort différents des premiers jambages tracés.

VII. — Les transcriptions ou inscriptions indirectes

Au lieu d'écrire directement sur la plaque photographique, on peut écrire avec diverses encres

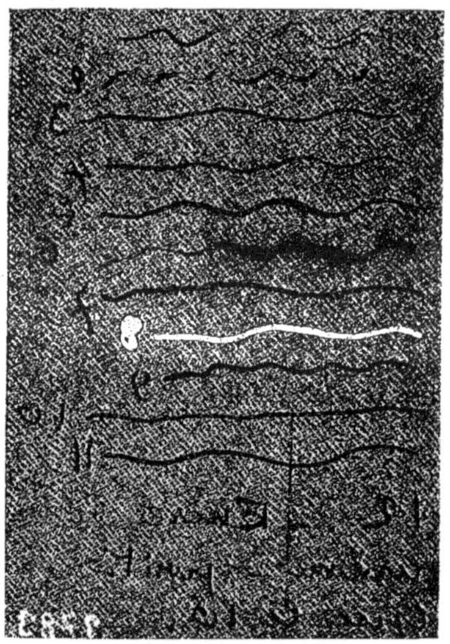

N° 2783.

ou solutions sur une feuille de papier que l'on applique ensuite plus ou moins longtemps et sous diverses conditions de température et de pression contre la couche sensible. On obtient alors parfois des transcriptions analogues aux inscriptions précédemment obtenues.

Toutefois le phénomène se complique de nouveau à raison des faits suivants :

1º La solution étudiée peut réagir sur les composants du papier ou son encollage, se transformer en un corps différent et acquérir ainsi des propriétés inverses. Par exemple une dissolution aqueuse de sulfure de potasse, qui s'inscrit en positif comme nous l'avons vu, se transcrit habituellement en négatif, après s'être incorporée au papier ;

2º La solution peut, si elle est volatile, abandonner complètement le papier et par conséquent ne pas du tout se transcrire, après un certain temps. Ce temps est très court pour l'acide acétique. Il est plus prolongé pour le formol;

3º La solution peut être *communicative*. C'est ce qui se produit pour la glycérine, l'eau sucrée et les encres à copier qui, généralement, contiennent de la glycérine ou du sucre. Il faut éviter le plus possible d'employer de telles substances parce que des phénomènes de décalque viennent se superposer aux actions à étudier, et qu'en outre quand on veut séparer le papier du gélatino-bromure il se produit facilement des arrachements de la couche superficielle dudit papier ou de l'émulsion ;

4º Même au cas où aucun de ces phénomènes parasites ne se produirait, la *transcription* peut donner des résultats inverses de *l'inscription*. Voici pourquoi : Le papier a lui-même son action chimique propre, action qui résulte des substances qui sont contenues dans sa trame et dans son encollage. Or cette action chimique du papier peut être, dans telles conditions où l'on opère, inférieure, égale ou supérieure à l'action de l'encre que l'on dépose à sa surface. Soit par exemple une plaque parfaitement pure dont l'échelle d'opacité pour un révélateur donné, s'étendrait de 1 à 20. Je trace sur cette plaque, dans l'obscurité, des figures ou des caractères avec un vernis analogue à ceux qui forment la base des bonnes encres typographiques. Puis je développe jusqu'à ce que le fond de la plaque atteigne une opacité de 2 ou 3, due au voile latent. A ce moment les caractères tracés ont, je suppose, une opacité 10. Maintenant, je vais développer dans les mêmes conditions une plaque semblable contre laquelle j'aurai appliqué une feuille de papier portant des caractères tracés avec le même vernis. Et j'arrêterai quand les caractères auront atteint le même degré 10 d'opacité. Il est facile de comprendre que ce cliché pourra être très différent du premier. En effet nous avons à tenir compte dans le second cas de

l'action propre du papier qui a pu agir plus énergiquement que le vernis, ou moins énergiquement, ou encore avec une énergie égale.

S'il a agi moins énergiquement, les caractères se détacheront avec une opacité 10 sur un fond d'opacité 5, par exemple, ou 6 ou 7, peu importe. Nous aurons encore un positif, mais moins contrasté que le premier.

Si le papier a agi juste aussi énergiquement que le vernis, nous n'aurons rien du tout, si ce n'est une plaque uniforme d'opacité 10.

Si le papier a agi plus énergiquement que le vernis, nous aurons des caractères d'opacité 10 se détachant en clair sur un fond d'opacité 12, 14 ou 15, peu importe ; en d'autres termes nous aurons un négatif, et un négatif d'autant plus contrasté que la différence d'action du papier et du vernis étudié aura été plus considérable.

Ces données préliminaires sont indispensables à qui veut comprendre la grande variété des résultats que l'on obtient en expérimentant.

VIII. — Les facteurs de la transcription

Lorsque par sa nature propre et ses qualités chimiques un texte est susceptible, au contact d'une plaque photographique, de se transcrire sur cette plaque, les deux principaux facteurs de cette transcription sont le temps, ou la durée du contact, et la température à laquelle on porte le système.

Il convient de mentionner aussi la pression ; mais l'expérience m'a fait voir que son rôle était moins considérable que je ne le supposais. La *pression glissante* agit très efficacement sur nos émulsions et l'on sait combien il est facile notamment de *rayer de noir* une plaque ou un papier au bromure en frottant à sa surface un brunissoir ou une pointe mousse quelconque.

C'est pourquoi j'ai pensé un instant que le relief des caractères imprimés contribuait peut être à les reproduire, par suite d'un supplément de pression en regard desdits caractères ; mais je n'ai pas conservé longtemps cette croyance, car j'ai essayé de reproduire ainsi des caractères en saillie obtenus par gaufrage du papier au timbre sec ; et l'insignifiance des résultats m'a prouvé que je me trompais.

La pression normale, appuyée et non glissante, a peu d'effet, me semble-t-il.

Les clichés 2628 et 2629 fournissent une indication utile à cet égard. 2628 est resté 43 heures au contact d'un papier contre lequel il était maintenu par la seule pression d'une plaque de cuivre de 45 gr. ; 2629 est resté le même temps appliqué contre un papier semblable (coupé dans la même feuille de journal) mais sous la très forte pression d'une puissante presse à copier. Développement simultané au formol-hydroquinone. Transcriptions équivalentes, ainsi qu'on peut

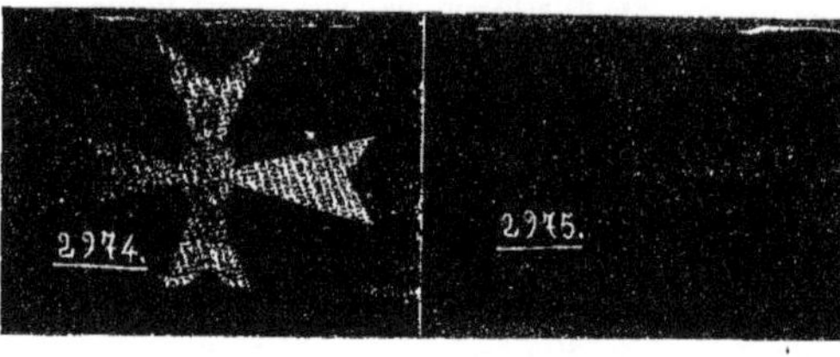

N° 2974. N° 2975.

le voir. 2628 serait même plutôt un peu meilleur peut-être (1).

Mais si le rôle de la pression simple ne me paraît pas très considérable, il n'en est pas de même des deux autres facteurs : durée du contact et température.

Je n'ai pas besoin de m'appesantir sur la durée du contact. Son rôle est évident et bien connu de tous les expérimentateurs depuis Niepce de Saint-Victor qui, dès 1857, étudiait des phénomènes fort analogues à ceux-ci.

Le facteur température est très important, lui aussi. La température m'a paru agir de deux façons bien différentes :

1° Elle commence par libérer l'eau contenue dans le papier, qui est un corps particulièrement hygroscopique, et même dans la gélatine de la couche sensible. De la sorte elle crée un contact plus intime entre le cliché-papier et l'émulsion et favorise leurs réactions mutuelles : Corpora non agunt nisi soluta ;

2° Ensuite, si l'on continue de chauffer, si l'on pousse l'étuve à 80°, 100° et au-delà, il peut se produire de nouvelles réactions, très différentes des premières et qui leur sont même tout à fait opposées. Ainsi l'on peut comparer la façon dont se sont transcrits

(1) La similigravure n'ayant pas pu rendre convenablement ces deux épreuves, je les ai remplacées par les numéros 2974 et 2975, de dimensions doubles et obtenues de même : 2974 sous la simple pression d'un livre assurant le contact, et 2975 sous la très énergique pression d'une forte presse à copier. Développement simultané après 41 heures de contact. Les clichés sont à peu près équivalents. Ne pas se préoccuper de la croix de Malte qui provient d'un voile systématique donné en vue de recherches différentes.

divers corps sur les clichés 2775 (quatre heures de contact à haute température) et 2776 (46 heures de contact à la température ordinaire). Le renversement du sublimé et le halo dont il s'entoure en 2775 sont des plus caractéristiques.

IX. — La technique des expériences

J'ai employé différentes techniques, selon les besoins de l'expérimentation ;

1° La presse à copier. Lorsque l'on ne tient pas à faire intervenir la température dans une expérience, une bonne presse à copier rend de grands services. Pour éviter toute infiltration lumineuse on peut la disposer dans un coin du laboratoire obscur et la recouvrir d'une étoffe noire épaisse. De plus on presse les plaques ou vitroses en expérience entre plusieurs doubles de papier noir de format supérieur ;

2° Le châssis-presse. J'ai souvent fait usage d'un simple châssis-presse dont je remplaçais la glace par une plaque de métal. Le châssis-presse est commode quand on veut soumettre un dispositif à une température d'étuve plus ou moins élevée ;

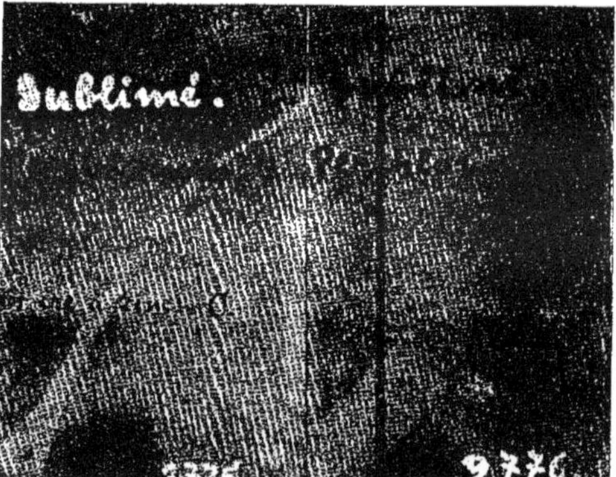

N° 2775. N° 2776.

3° Le sachet-enveloppe. On peut aussi envelopper le dispositif en expérience dans quelques doubles de papiers noirs, rouges, etc... Cette technique est médiocre, comme l'a très bien expliqué M. le Dr Breton. Son avantage le plus clair vient de ce que le sachet-enveloppe est très léger (si l'on emploie des vitroses au lieu de plaques) et peu encombrant. C'est le dispositif qu'utilisent le plus communément les personnes qui, croyant à un rayonnement humain spécial, veulent essayer la force rayonnante de leurs amis et connaissances. Il est évidemment plus pratique de les faire agir sur de tels sachets que sur des châssis-presses ;

4° L'action à nu sur le couvercle d'un bain-marie. — Cette technique est très bonne, à la condition d'opérer le soir et en lumière inactinique. Un simple fourneau de cuisine muni d'un réservoir à eau d'une quinzaine de litres est parfaitement suffisant. Une fois le foyer éteint et la température de l'eau réglée au degré voulu par l'addition d'eau froide s'il y a lieu, on a, sur le couvercle en cuivre de ce réservoir une température qui reste à peu près constante pendant plusieurs heures.

En de certaines occasions, j'ai employé encore d'autres manuels opératoires. Mais les quatre premiers sont amplement suffisants et je ne parlerai ici que de ceux-là.

X. — Quelques résultats

D'une façon générale, quand on opère soit à la température ordinaire, soit à une température inférieure à 50° ou 60°, avec des papiers blancs ordinaires (papier écolier, papier à lettres vergé, papiers couchés des journaux illustrés, etc.)

A. — La plupart des encres noires du commerce tendent à se transcrire en négatif.

B. — Les encres typographiques de bonne qualité (par exemple celles des publications de luxe) tendent à se transcrire en positif.

C. — La transcription des encres à écrire paraît plus facile que la transcription des encres d'imprimerie.

D. — L'encre d'imprimerie fraîche semble agir plus énergiquement que l'encre ancienne.

E. — Si un papier-cliché est imprimé sur ses deux faces et s'il est couché et de bonne qualité, les seuls caractères qui se transcrivent généralement sont les caractères de la face appliquée directement contre l'émulsion.

F. — Si le papier est de moindre qualité ou de moindre épaisseur, non couché, etc., les caractères imprimés du verso peuvent aussi se transcrire. Dans ce cas ils viennent fréquemment en positif et ceux du recto (au contact direct de l'émulsion) en négatif.

Je ne m'arrêterai pas aux faits A, ni aux faits de la classe C.

Les premiers sont conformes aux observations de M. Colson et probablement à l'explication qu'il en a donnée. Quant aux faits de la classe C,

ce sont purement et simplement des faits et qui n'ont rien de surprenant. Il en est de même des faits D. (1).

Les faits F présentent un caractère paradoxal que j'ai cherché à m'expliquer. Voici, je pense, ce qui se produit :

Les encres typographiques, ainsi que je l'ai dit plus haut, se composent de noir de fumée et d'autres substances réduites en poudre fine, que l'on enrobe et délaie dans un vernis. Or la plupart des vernis que j'ai expérimentés ont une action nettement positive sur la plaque sensible (voir aux clichés 2775 et 2776, surtout au

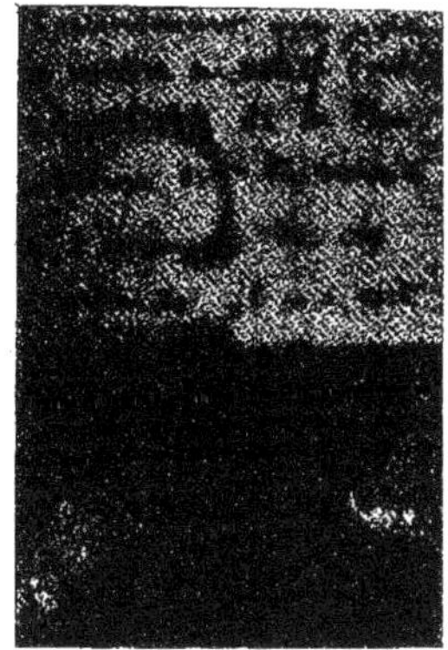

N° 2606.

2775, l'action de la lettre V et des traits qui la suivent, ainsi que la grande traînée oblique et courbe qui part du coin gauche inférieur. Tout cela a été tracé avec un vernis.)

Si donc l'encre d'impression a été déposée par la presse sur un solide papier couché, elle reste tout entière à la surface et agit par son vernis, donc en positif.

Si elle a été déposée sur un papier mince et perméable, le vernis peut imbiber et traverser le papier en regard des caractères, ne laissant à la surface qu'un résidu de poudres, soit inertes

1. J'ai fait beaucoup d'expériences en employant les pages d'annonces d'une publication mensuelle à laquelle je suis abonné, publication fort bien imprimée et dont les caractères se transcrivaient très régulièrement. Il m'a semblé toutefois que les numéros anciens, du trimestre précédent par exemple, montraient une moindre efficacité. J'ai eu l'idée alors d'essayer des textes relativement anciens, et ayant trouvé dans ma bibliothèque un tome dépareillé du *Robinson Suisse*, imprimé en 1816, j'en ai utilisé quelques pages à des essais comparatifs. A la température ordinaire, je n'ai pu avoir aucune transcription, avec des poses échelonnées semaine par semaine depuis quarante-huit heures jusqu'à trois mois.

comme le charbon soit susceptibles de fournir une action négative, comme le bleu de Prusse, par exemple. On comprend donc que les caractères imprimés au verso puissent venir en positif, et ceux du recto en négatif.

Bien entendu, ce n'est là qu'une *interprétation* à laquelle je me suis rangé provisoirement. Rien

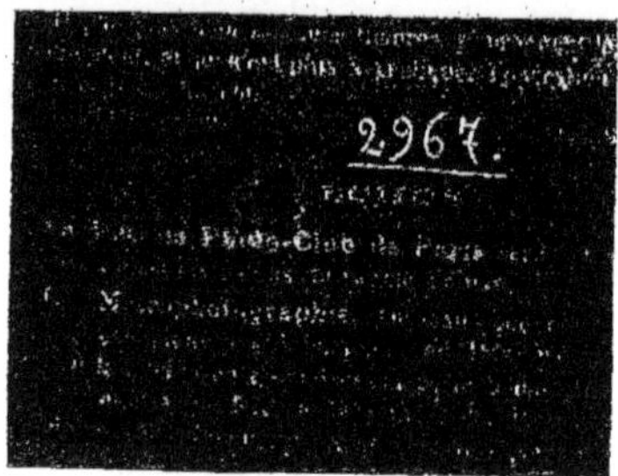

N° 2967.

n'empêche que l'on en trouve d'autres, meilleures. Les faits seuls importent.

On voudra bien examiner, sur ce point, le cliché 2606, obtenu au contact d'un morceau de journal sur lequel j'avais écrit quelques lignes à l'encre. On remarquera que tous les caractères sans exception (manuscrits ou imprimés) sont venus en noir. La plupart peuvent être lus sans miroir. Ils étaient donc au recto, c'est-à-dire au contact de la couche sensible. Puisqu'ils sont venus en noir sur l'épreuve ils étaient clairs — donc négatifs — sur la plaque.

Deux lettres seulement doivent être lues au miroir. Ce sont les lettres A et U. Elles étaient donc au verso du papier. Mais puisqu'elles sont noires aussi, pourquoi ai-je dit qu'elles étaient venues en positif sur la plaque ? C'est que ces lettres étaient blanches sur le journal. Ce sont les deux premières lettres de la réclame de la maison d'ameublement *Au Bûcheron*, réclame en blanc sur fond noir. Ces lettres blanches étant venues en noir sur l'épreuve, donc en clair sur la plaque, s'y sont bien transcrites, comme je le disais, en positif. Il va sans dire que j'ai conservé les clichés-papiers qui m'ont servi. Il serait facile de les comparer aux résultats que je présente.

Je ne voudrais pas, d'ailleurs, laisser croire que ce phénomène soit général. Je l'ai rencontré plusieurs fois, mais souvent aussi les lettres du verso apparaissent en positif comme

celles du recto (1). L'explication alors est toute naturelle ; il est inutile de s'y appesantir.

Un autre phénomène se produit aussi parfois. Les lettres du verso ne se montrent que dans les parties d'image créées par le recto. On en trouvera un exemple, cliché 2142. Au recto du papier (découpé dans un journal) il y avait de grosses lettres de manchette. Les petits caractères du verso n'ont agi d'une manière à peu près perceptible que dans les régions couvertes par ces grosses lettres. Là encore le phénomène peut recevoir diverses interprétations ; mais il me semble assez raisonnable d'admettre que la typographie du verso n'a pu agir que là où les caractères du recto avaient fait franchir à l'émulsion ce *seuil d'inertie* qu'ont reconnu tous les théoriciens.

Qu'il me soit permis d'ouvrir ici une parenthèse. Lorsque je parle, en décrivant ces expériences, de l'action des encres ou des différents corps sur la plaque *photographique*, on voit que j'emploie une expression tout-à-fait impropre dans les cas envisagés. Il est habituel et convenu que l'on appelle *photographiques* nos plaques sensibles, au gélatino-bromure d'argent. Mais dans l'espèce elles ne jouent plus aucun rôle photographique, puisque la lumière n'entre pas en jeu. Si l'on voulait être exact et précis, on

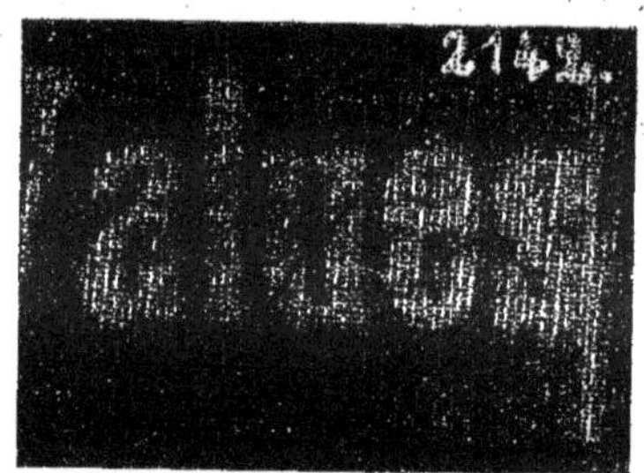

N° 2142.

appellerait les plaques employées à ces transcriptions, des plaques *chimicographiques*. Car je n'ai pu constater que de simples actions chimiques dans tous ces phénomènes.

(1) Voir par exemple le cliché 2967 où l'on peut lire d'abord le texte du recto et aussi, *en miroir*, et également en positif (donc en clair sur la figure) le mot TAKIRIS, désignation d'un produit commercial dont l'annonce se trouvait imprimée au verso du cliché-papier.

XI. — Encres positives et encres négatives

J'ai dit que les encres à écrire du commerce tendaient généralement à se transcrire en négatif. Cette règle est sujette à de nombreuses exceptions qui peuvent être occasionnées soit par la chaleur, soit par les réactions de l'encre sur la plume métallique ou le papier, soit par d'autres causes moins faciles à déterminer. Elle est néanmoins le plus souvent exacte.

Mais il est facile d'obtenir, quand on le désire, des encres qui se transcrivent habituellement en

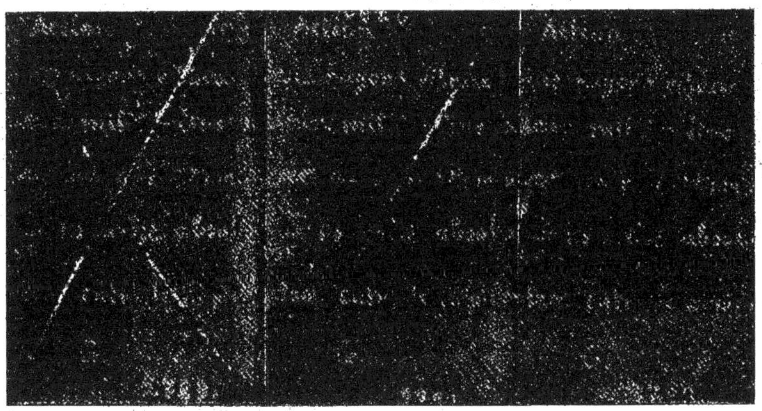

N° 2789. N° 2790. N° 2793.

positif sur la plaque. Nous avons déjà vu que la plupart des vernis agissaient ainsi. Il en est de même de bien d'autres substances. Nous appellerons pour simplifier *encres positives* celles qui tendent à se transcrire en noir sur la plaque et *encres négatives* celles qui tendent à se transcrire en clair, c'est-à-dire la plupart des encres à écrire commerciales. On se procure une assez bonne encre positive en ajoutant à de l'encre de Chine une solution aqueuse d'acide pyrogallique.

Sur les épreuves 2789, 2790 et 2793 (provenant d'un même cliché-papier) on verra que j'ai écrit des lignes alternantes avec une encre positive et une encre négative. On distinguera aussi des caractères imprimés venus faiblement en positif (1).

1. Ces derniers n'ont pu être rendus par la similigravure, traductrice infidèle. Il en est de même d'un grand nombre de détails dans mes clichés du précédent numéro. C'est pourquoi je tiens les originaux à la disposition de toute personne que de telles recherches intéressent. Mais surtout je demande que l'on répète ces expériences très simples et très peu dispendieuses. Il n'y faut qu'un peu de soin et d'attention,.....et point du tout de radioactivité.

On remarquera que la première plaque (2789) est plus complète et plus intense que la seconde (2790) et celle-ci plus que la troisième (2793) sur laquelle tout ce qui était écrit à l'encre négative a disparu. Je reviendrai plus loin sur cette constatation.

XII. — Peut-on voir dans ces phénomènes les effets d'une radiation quelconque ?

En dépit de mes tentatives multipliées, aucune de mes expériences ne m'a permis d'envisager sérieusement une semblable hypothèse.

Que nul rayonnement humain ne soit en jeu, c'est ce que j'ai démontré suffisamment en 1908-1909 en opérant avec un récipient d'eau chaude ; c'est ce que le Dr Breton a prouvé à son tour en opérant à l'étuve, et c'est ce que j'ai vérifié de nouveau en expérimentant, même à la température ordinaire, avec des châssis-presses, une presse à copier, etc.

Toutefois si une des expériences du Dr Breton est bonne ; s'il a obtenu, dans des conditions irréprochables, la transcription de lignes ou de caractères placés contre le dos de la plaque, il est évident que l'action chimique de contact ne suffit plus à expliquer le phénomène. Il faut alors supposer que des rayons de chaleur obscure ou quelque autre radiation semblable, émise par l'étuve chaude ou le corps humain, seraient susceptibles d'agir sur le gélatino-bromure en se laissant absorber plus ou moins par les encres ordinaires ou typographiques.

J'ai fait tous mes efforts pour trouver une

trace quelconque de telles radiations et je n'ai pu y parvenir. Peut-être ne sera-t-il pas superflu de dire quelle méthode j'ai suivie pour vérifier l'existence ou la non existence de ce rayonnement.

Dans la plupart de mes essais relatifs à l'action chimique des encres, je prenais soin de laisser aux hypothétiques radiations la possibilité de s'inscrire, si elles existaient.

Par exemple, dans l'expérience 2606, on remarquera que toute une moitié de la plaque est vierge d'inscriptions. C'est que j'avais interposé une feuille mince de mica entre la moitié du cliché-papier et la partie correspondante de la plaque. Le dispositif a été ensuite chauffé fortement à l'étuve, dans son châssis-presse. De la buée s'est condensée entre le mica et l'émulsion, produisant une zone plus foncée sur l'épreuve et deux arrachements, mais aucune trace des caractères ne s'est montrée.

On m'objectera sans doute que cette radiation

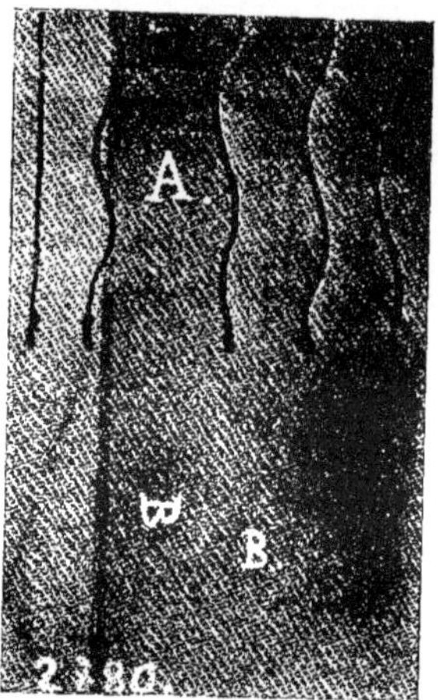

N° 2780.

peut-être serait absorbée par le mica et ne pourrait le traverser. Soit. J'ai fait pour répondre d'avance à cette objection légitime et prévue l'expérience 2780. On voit encore qu'une moitié B de la vitrose ne porte ni traits à la plume ni caractères imprimés. J'avais interposé une feuile de mica. Seulement j'en avais mis une autre toute semblable en regard de l'autre moitié A du cliché-papier, qui est fort bien venue. Voici l'ensemble du dispositif. Un châssis-presse

6 1/2×9, avec, au lieu de glace forte, une épaisse plaque de cuivre pesant 103 gr. et ayant 2 m/m d'épaisseur. Sur la plaque de cuivre, une feuille de mica moitié moins grande, correspondant à la partie A où les lettres sont bien venues ; puis le cliché-papier 6 1/2×9, puis une autre feuille de mica de format 6 1/2×4 1/2 occupant la partie B. Enfin une vitrose 6 1/2×9, le volet, les barrettes, etc... Action organique humaine sur le cuivre pendant une nuit. S'il y avait eu radiation et radiation ne traversant pas le mica, rien ne se serait transcrit en A. Et si, cette radiation avait traversé le mica, il aurait dû y avoir transcription en B, aussi bien qu'en A.

Cette expérience est absolument démonstrative et je dirais presque cruciale. Or, je l'ai répétée mainte fois, non seulement en faisant usage de la chaleur organique mais en employant aussi l'étuve, le bain-marie, les poses de longue durée, etc., etc... J'ai remplacé le mica par le celluloïd, la gélatine, de minces feuilles de métal, etc., etc. J'ai eu des transcriptions là où il y avait contact entre le cliché-papier et l'émulsion. Je n'en ai jamais eu là ou l'émulsion se trouvait séparée du cliché-papier par une feuille de substance *imperméable* (1).

Cette expérience, je le répète, est absolument probante ; mais j'en ai fait beaucoup d'autres qui, sans présenter tout-à-fait la même rigueur logique, apportent un tel appoint de présomptions diverses qu'on peut les considérer comme les éléments d'une véritable certitude.

Je vais résumer brièvement les principaux types de ces expériences.

Expérience de la croix de clinquant

Même dispositif que pour 2780. Châssis-presse dont la glace forte est remplacée par une épaisse plaque de cuivre. Sur la plaque de cuivre, le cliché-papier manuscrit et imprimé. Sur celui-ci une croix, une étoile ou une rondelle découpées dans une de ces minces feuilles de cuivre que l'on achète sous le nom de clinquant. Enfin la plaque ou la vitrose, émulsion contre le clinquant et le cliché-papier. On fait agir soit un organisme humain soit une étuve, soit un corps chaud quelconque. Le cliché-papier se transcrit, sauf sous le clinquant qui forme réserve.

Dans l'hypothèse d'une simple action chimi-

1. Je souligne le mot *imperméable*, car une feuille de papier par exemple, ne serait pas un obstacle absolu à la transcription. Cela va de soi. C'est ainsi que se transcrivent *chimiquement* les caractères dont est revêtu le verso du papier-cliché. Le fait se produit d'autant plus facilement, toutes conditions égales d'ailleurs, que le papier est plus mince et poreux.

que, l'explication ne souffre aucune difficulté. Dans l'hypothèse d'une radiation, il faut admettre que celle-ci, après avoir traversé 2 m/m de cuivre compact et une feuille de papier, s'est trouvée invinciblement arrêtée par 1/20e ou 1/50e de millimètre d'épaisseur de ce même cuivre !

Expérience de la vitrose retournée

Le même châssis-presse à plaque de cuivre (ou de zinc ou de tout autre métal, peu importe.) Le cliché-papier, de dimensions 9×13, est plié en deux, texte à l'intérieur. Une vitrose 6 1/2×9 est insérée dans le pli du cliché-papier et l'ensemble est posé sur une plaque de cuivre de façon que le celluloïd de la vitrose soit en bas, c'est-à-dire du côté de la plaque de cuivre. On ferme le volet et l'on fait agir sur la plaque de cuivre soit un organisme humain soit toute autre source de chaleur. Au développement on trouve sur la vitrose le texte qui était en contact avec l'émulsion, et seulement ce texte-là. Comment expliquer le phénomène dans l'hypothèse d'une radiation ? Cette radiation aurait dû traverser et le cuivre et le texte du dos de la vitrose et la vitrose elle-même. C'est le texte du dos de la vitrose qui aurait dû s'inscrire, et non celui qui se trouvait de l'autre côté de l'émulsion.

Or, ces expériences, je ne les ai pas faites une fois, deux fois ou trois fois. Je les ai faites un très grand nombre de fois. En principe j'emploie presque toujours un cliché-papier plié en deux de la sorte et enveloppant de partout la plaque ou la vitrose. Or jamais, au grand jamais, je n'ai vu venir au développement ce qui se trouvait du côté du verre ou du celluloïd ! Même quand je faisais agir la source de chaleur ou de prétendus

rayons à travers le dos de la plaque, ce n'est jamais le texte du dos qui se transcrivait.

Expérience de l'usure du cliché

J'ai signalé déjà, à propos des clichés 2789, 1790 et 2793, qu'un cliché-papier *s'usait* en quelque sorte en servant. C'est encore une preuve, quoique un peu moins directe, qu'il ne s'agit pas d'une radiation. Les réactions chimiques se font toujours aux dépens des substances qui réagissent. Il est donc naturel que lesdites réactions s'affaiblissent à mesure qu'elles se multiplient. Le phénomène serait inexplicable s'il était dû à une radiation. Un cliché photographique ordinaire tiré à la lumière, qui est une radiation, donnera autant d'épreuves identiques que l'on voudra.

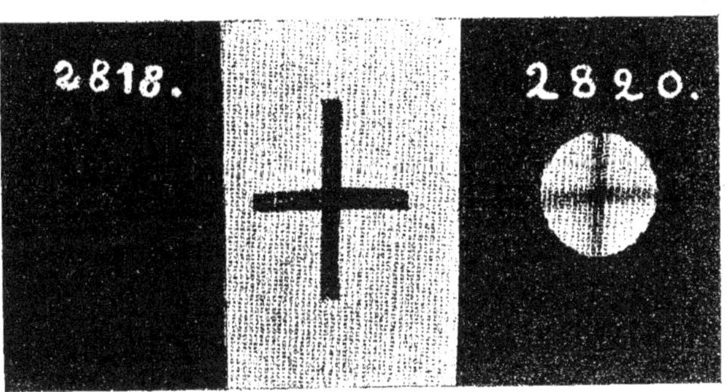

N° 2818. N° 2819. N° 2820.

Expérience de l'écran fenêtré

J'ai fait une expérience toutefois qui semblerait d'abord donner raison aux partisans du rayonnement vital. Je m'en voudrais donc de la passer sous silence. Aucun de ces Messieurs ne l'a faite, je pense, car on l'aurait alors sûrement publiée à grand bruit.

J'ai voulu voir si ces rayons merveilleux qui n'arrivent à traverser ni le mica, ni le celluloïd, ni la gélatine ni les feuilles métalliques les plus minces traverseraient au moins un millimètre d'air. J'ai donc tracé une croix sur un morceau de papier en me servant pour cela d'une encre négative très énergique et en donnant une largeur assez considérable aux traits. J'ai placé ce cliché-papier sur la plaque de cuivre du châssis-presse. Sur le cliché-papier j'ai posé un écran de carton épais de 1 m/m, après l'avoir percé d'une fenêtre circulaire de 2 c/m de diamètre. Sur le tout une plaque lumière étiquette bleue. Puis j'ai soumis l'ensemble à une source organique de chaleur, pendant une nuit.

Au développement, j'ai obtenu le cliché 2818. La croix y est parfaitement visible.

Faut-il donc attribuer ce fait à un rayonnement vital ? Non, pour les raisons suivantes :

Le phénomène se produit tout aussi bien et avec les mêmes caractères quand on opère à l'étuve. Cela élimine déjà dans le *rayonnement vital*, la vitalité. Est-ce du moins un rayonnement quelconque ? Non encore. C'est selon moi, un simple effet d'oxydation du gélatino-bromure par les vapeurs que dégage l'encre ; vapeurs qui agissent avec un maximum d'énergie en regard des lignes tracées sur le papier.

Toutes les expériences de contrôle que j'ai pu faire s'accordent avec cette façon de voir. Et d'abord l'interposition de la plus mince pellicule de gélatine entre l'écran et le cliché-papier arrête net l'action de ce dernier. Mais en outre la forme même de la croix, en 2818, indique bien ce qui s'est produit. Que l'on compare 2818 à 2819 et 2820.

L'épreuve 2819 est une reproduction exacte et fidèle, en vraie grandeur, par contact, de la croix que j'avais tracée sur le cliché-papier.

L'épreuve 2820 montre comment cette croix serait venue sur un cliché si elle avait été transcrite dans les conditions de l'expérience 2818, au moyen de radiations véritables. Pour obtenir ce cliché 2820, j'ai réalisé exactement le dispositif 2818 (voir ci-dessus) mais en remplaçant la plaque de cuivre qui faisait office de glace forte, par une plaque de verre dépoli. Puis j'ai exposé le châssis-presse durant quelques secondes à la lumière, cette radiation type de toutes les radiations.

La croix, naturellement, est venue avec un flou considérable, puisque le cliché se trouvait à $1^{m}/_{m}$ environ de la surface sensible ; mais elle est venue régulièrement, sans renflement central. De plus la fenêtre circulaire a laissé passer abondamment les rayons lumineux tandis que l'écran les arrêtait partout ailleurs. En épreuve, la croix se détache donc noire, régulière, mais estompée sur un fond clair bordé lui-même d'un champ complètement noir.

Il en serait à peu près de même de 2818 si nous avions eu affaire à une radiation quelconque, même très différente de la lumière, mais jouissant de la propriété commune à toutes les radiations, qui est de se propager en ligne droite dans dans un milieu homogène.

Nous avons au lieu de cela une figure pâle, grêle, avec une large tache centrale résultant, dirait-on, d'un vrai nuage de vapeur qui se

serait formé à la rencontre des deux bras de la croix. De plus le champ de la fenêtre est exactement du même ton que la partie protégée par l'écran. S'il s'agissait d'un rayonnement quelconque, comment admettre qu'un fort carton de 1 $^{m}/_{m}$ d'épaisseur serait absolument sans action sur ce rayonnement ?

La question à mon avis ne peut laisser aucun doute.

On remarquera en 2818 une ligne plus claire qui délimite l'ouverture de la fenêtre. C'est encore une action de contact. Cette ligne a été produite par la partie interne du carton, que la pointe à couper avait légèrement emboutie et relevée. Ce carton était de la qualité dénommée *carte de Lyon*, dont la surface est brillante et glacée. La différence de contexture de la surface et de l'intérieur a suffi à créer ce voile linéaire. Vu le léger emboutissage, on pourrait aussi invoquer une différence de pression ; mais pour les raisons que j'ai données au paragraphe VIII, je ne crois pas beaucoup à cette seconde explication.

XIII. — De quelques phénomènes accessoires

Les diverses encres positives, négatives et d'imprimerie produisent, aux points où elles se rencontrent, des effets particuliers sur lesquels je crois bon d'appeler l'attention des expérimentateurs qui voudraient pousser plus loin l'étude de cette question. Si l'on examine attentivement les clichés 2805 et 2806 on y verra d'abord des lignes et caractères d'impression disposés horizontalement, puis des lignes que sur les clichés-papiers j'ai tracées, verticalement en 2805 et obliquement en 2806, avec des encres alternativement négative et positive. Or ces traits à l'encre négative ou positive traversent en maint endroit les caractères ou lignes typographiques.

On aurait pu supposer que ces traits passant par-dessus la typographie, et se trouvant par conséquent en contact plus direct avec l'émulsion, auraient imposé leur action propre aux points d'intersection et dans les zones communes.

Il n'en est rien, on peut s'en convaincre en examinant soigneusement ces figures. On y verra que l'encre d'imprimerie semble avoir à peu près partout annihilé et parfois même inversé l'action des encres à écrire posées sur elle.

Ce phénomène, qui a un grand intérêt théorique, peut s'interpréter de diverses façons. En ce qui me concerne, voici comment je suis porté à l'expliquer.

Ce qui agit sur le gélatino-bromure, c'est moins l'encre elle-même, la solution quelle qu'elle soit, que la combinaison de cette solution avec les constituants du papier. L'action ne s'exerce donc régulièrement que là où l'encre s'est incorporée au papier. Au contraire, dans les régions où l'encre à écrire n'a pu pénétrer dans la fibre du papier ; par exemple aux points où celui-ci était protégé par l'encre d'impression formant réserve et vernis ; là alors l'action de l'encre à écrire s'est trouvée annihilée ; et même elle a pu empêcher l'encre d'imprimerie d'agir à son tour et déterminer de la sorte les apparences d'une inversion.

Voici une expérience que l'on peut faire en vue de vérifier cette interprétation du moins en ce qui concerne les encres ou solutions que j'ai étudiées.

Sur la moitié d'une vitrose ou d'une plaque vous faites agir une feuille de papier où vous

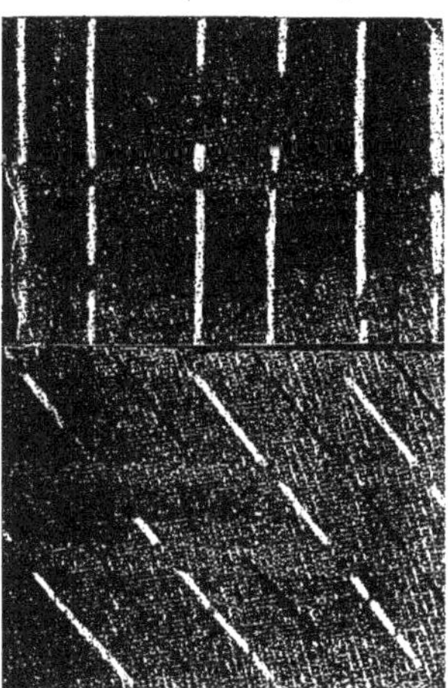

Nos 2805, 2806.

avez déposé des gouttes de diverses encres négatives et positives. Sur l'autre moitié de la plaque vous faites agir pendant le même temps une feuille de celluloïd où vous aurez déposé des gouttes semblables des mêmes encres. Vous avez pris soin de laisser sécher complètement les encres, ce qui est un peu long sur le celluloïd. Vous constatez au développement que les deux actions sont absolument différentes, celle du celluloïd étant le plus souvent nulle ou tout à fait irrégulière. Si le papier n'agit pas en se com-

binant chimiquement avec l'encre, il la divise du moins et lui donne un état moléculaire particulier, très favorable à son action sur le gélatino-bromure.

Le cliché 2817 montre une variante de cette expérience. J'ai écrit avec la même encre :

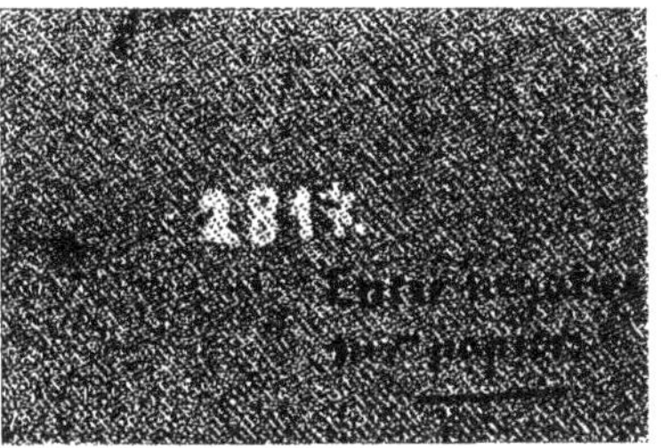

N° 2817.

1° sur une feuille de papier écolier ; 2° sur une feuille de papier-glacé (qui reçoit l'encre un peu mieux que le celluloïd). Les deux textes ont agi simultanément sur une vitrose (2817.) On peut comparer les résultats. Sur papier, l'écriture s'est transcrite régulièrement et complètement en négatif. Sur gélatine, la même encre a donné, fort irrégulièrement, des traits négatifs entremêlés de traits ou de points positifs.

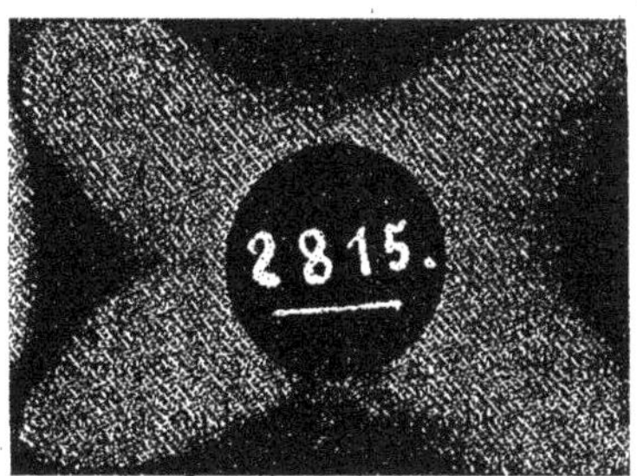

N° 2815.

Les constatations faites sur les clichés 2805-2806, et sur beaucoup d'autres clichés semblable ou analogues — n'ont fait supposer que si au lieu de tracer des lignes à la plume avec diverses encres, je badigeonnais d'encre, au pinceau, un texte imprimé, l'encre continuerait à ne pas *prendre* sur l'imprimé et que je pourrais obtenir ainsi de bonnes reproductions de documents.

On verra par le cliché 2815 que ma prévision

s'est vérifiée. J'ai donné, en sautoir, quelques coups d'un pinceau trempé dans une solution diluée d'acide pyrogallique et la plaque a noirci au développement partout où la solution s'était incorporée au papier, laissant transparents les points protégés par l'encre typographique.

Au milieu de la plaque est resté un cercle transparent. C'est l'emplacement d'une rondelle en clinquant de cuivre que j'avais interposée, toujours pour les raisons indiquées au paragraphe XII.

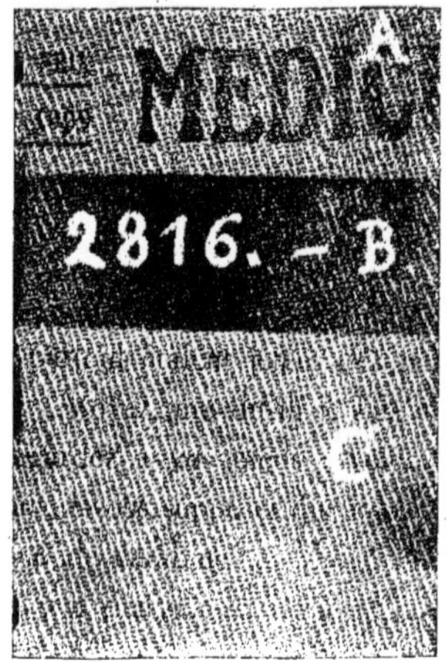

N° 2816.

Les coups de pinceau étant assez visibles sur l'épreuve et le cliché, il m'a paru que l'on obtiendrait une plus grande régularité en procédant par immersion du texte à reproduire dans les solutions actives.

C'est en effet ce qui se produit, comme on le verra en se reportant au cliché 2816. Les bandes A, B et C proviennent de l'action simultanée de trois bandes de papier. La bande de papier A avait été découpée dans une feuille d'un journal illustré dont les caractères s'impriment généralement en positif assez vigoureux. La bande de papier B se rapporte à d'autres expériences que je ne peux aborder en ce moment. La bande de papier C avait été découpée dans une publication dont les caractères n'agissent habituellement pas sur les plaques. Les papiers A et C avaient été immergés durant quelques instants dans une solution diluée d'acide pyrogallique.

Le papier B avait été immergé de même dans une solution de sulfate de cuivre (à saturation.) On remarquera la véritable pureté de la reproduction ainsi obtenue, où des caractères gras en haut et de l'elzévir à déliés très fins en bas sont venus avec une égale netteté.

Je ne sais pas si l'on a déjà obtenu par un procédé aussi simple, sans intervention lumineuse la reproduction de documents typographiques. D'ailleurs la nécessité où l'on se trouve d'immerger la pièce dans un bain chimique restreint singulièrement le champ des applications immédiates. Je signale néanmoins le fait aux chercheurs d'innovations. En matière de science et de photographie, les progrès sont rapides et ce qui paraît inutile aujourd'hui peut être demain d'un usage facile et courant.

XIV. — Causes d'erreur ou d'insuccès

Dans ces recherches, les causes d'insuccès sont assez nombreuses. Le plus commune, c'est l'emploi de textes inactifs. Comme je l'ai expliqué dans les premiers paragraphes de cette étude, tous les papiers et toutes les encres n'agissent pas en toute circonstance. On devra donc se résigner à quelques tâtonnements.

A côté des insuccès, il y a aussi des erreurs auxquelles on est exposé. J'en signalerai trois ou quatre qu'il importe de connaître.

A. — L'action de la lanterne du laboratoire peut nous conduire à des interprétations erronées. Il faut bien se rendre compte que les phénomènes étudiés ici sont le plus souvent d'une assez faible intensité. D'où résulte que la moindre action lumineuse les dominera ou tout au moins les faussera complètement. Par conséquent nous prendrons soin que la clarté de notre lanterne ne tombe pas sur les clichés-papiers pendant qu'ils sont en contact avec la plaque photographique. Si nos verres rouges n'étaient pas d'un inactinisme parfait nous pourrions avoir ainsi de simples reproductions par transparence.

Il faut éviter aussi que la lumière frappe la plaque quand celle-ci est au contact du cliché-papier ; car alors nous aurions non plus une reproduction par transparence mais une reproduction *cataphotographique*, ainsi que je l'ai montré précédemment (1).

B. — La phosphorescence de certains papiers nous engagera à une grande circonspection. Nous tiendrons à l'obscurité pendant plusieurs jours les papiers que nous voudrons employer.

1. Voir *Comptes-rendus de l'Académie des Sciences*, 1911, page 1055.

C. — Les papiers d'enveloppe, quand on opère suivant la technique des sachets-enveloppes, ces papiers noirs ou rouges ont une action certaine sur le résultat des expériences en cours. Je m'en suis assuré en les imprégnant de substances alcalines, acides ou salines.

On s'est émerveillé que des sachets-enveloppes confiés à diverses personnes et actionnés par ces personnes dans toutes sortes de conditions différentes, aient donné au développement des résultats eux-mêmes très différents. C'est assez naturel cependant. La transpiration varie beaucoup d'un individu à un autre individu. Chez la même personne, dans le même instant, elle est en général acide au visage et au creux de l'aisselle ; alcaline au pli de l'aine. De plus elle varie énormément suivant la nourriture prise, l'état de maladie ou de santé, etc., etc... On devra donc se défier à l'extrême de toute observation faite au moyen des sachets-enveloppes actionnés par un organisme vivant ; car la transpiration joue alors un rôle dont il n'est pas facile de déterminer le sens et l'ampleur. La technique du châssis-presse, telle que je l'ai indiquée aux paragraphes IX et suivants fournit des résultats bien moins sujets à l'erreur et à la discussion.

D. L'électricité est un autre phénomène à ne point perdre de vue dans ces expériences, lorsque

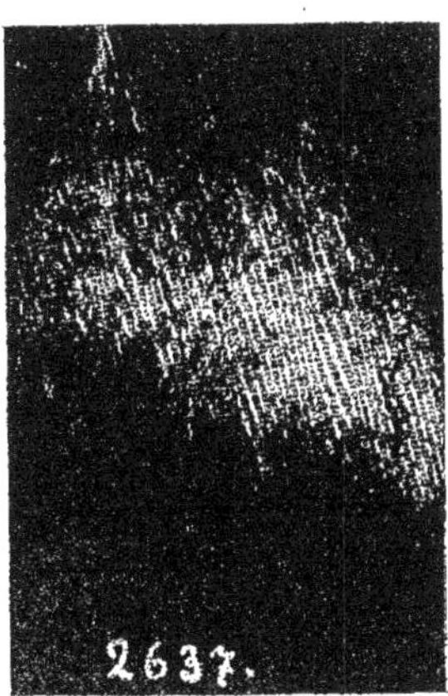

N° 2637.

l'on emploie des vitroses, et surtout si on les enferme dans des sachets-enveloppes. Dans les vitroses, le support de l'émulsion est constitué par une feuille de celluloïd ou tout au moins d'une substance très analogue au celluloïd. C'est

un excellent diélectrique. Il s'électrise par frottement avec une grande facilité quand les conditions atmosphériques sont favorables et,

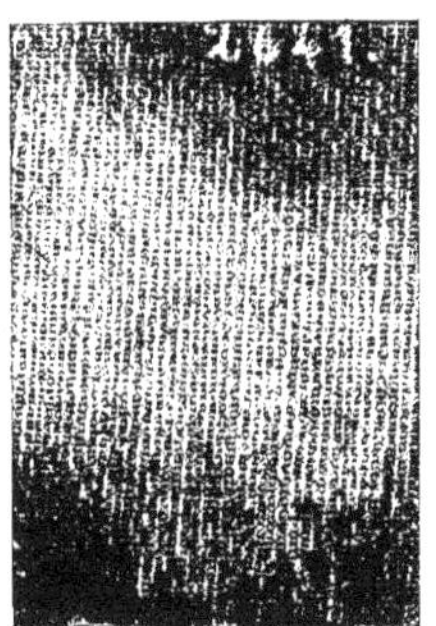

N° 2641.

au contact de la main, donne des lueurs nettement visibles qui sont, en réalité de véritables feux d'artifice de petites étincelles. On peut s'en convaincre en examinant avec quelque attention les clichés 2637 et 2641.

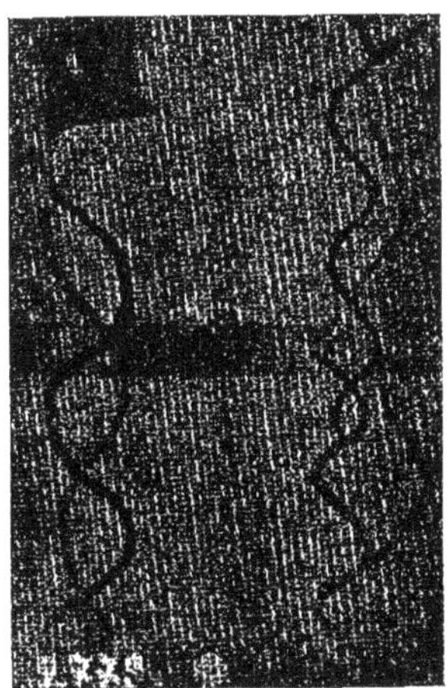

N° 2778.

Les papiers d'enveloppe, eux aussi, s'électrisent avec assez de facilité s'ils sont bien secs ou un peu échauffés (si par exemple on porte dans sa poche des sachets-enveloppes). Dans ce second cas le celluloïd de la vitrose, diélectrique très mince, jouera le rôle de condensateur et il ne faut pas trop s'étonner de trouver parfois au développement, comme en 2778, par exemple, la trace évidente d'une décharge disruptive.

Cette décharge peut affecter — et ce fut le cas en 2778 — une allure absolument arbitraire; mais s'il se rencontre au contact de la vitrose des corps inégalement conducteurs, la décharge se systématise comme en 2658 où elle délimite assez exactement les contours d'une bandelette de papier d'étain ; ou encore comme en 2660 où certaines lettres typographiques se trouvent partiellement reproduites.

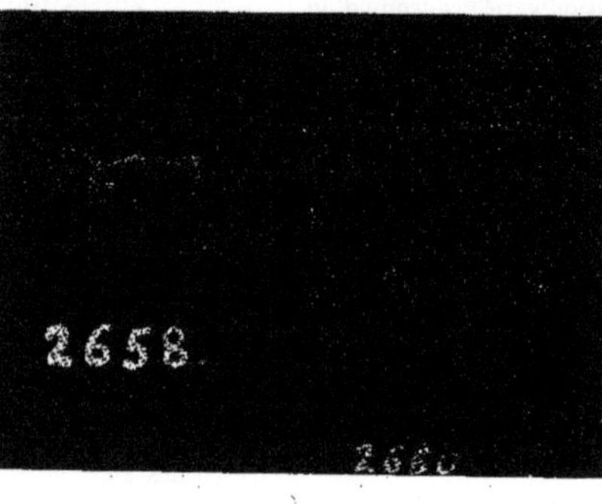

N° 2658. N° 2660.

Ces actions électriques des vitroses réclameraient à elles seules une étude attentive. Elles ne sont probablement qu'une variante des phénomènes qui se produisent trop facilement dans le dévidage des films cinématographiques et qui font le désespoir des opérateurs et des fabricants.

XV. — Conclusions

Des nombreuses expériences et tentatives que j'ai pu faire en plaçant des papiers manuscrits ou imprimés au contact d'une plaque photographique et en soumettant de tels dispositifs à l'action de divers agents physiques, notamment à celle de différentes sources de chaleur artificielle ou organique, il résulte en somme :

1° Que les effets produits sont très variables selon les circonstances opératoires et en parti-

culier selon la nature des encres et des papiers dont il est fait usage ;

2° Que, les causes d'erreur et les fautes de technique écartées, je n'ai jamais rencontré d'effet qui ne pût être attribué légitimement à une réaction chimique des corps mis en présence ;

3° Que je n'ai pu déceler l'intervention d'aucun rayonnement nouveau ou particulier.

Il existe peut-être beaucoup de radiations que, faute de détecteurs appropriés, nous n'avons pas encore pu reconnaître. Cela est non seulement possible mais très probable et, peut-on dire, presque certain.

Il est beaucoup moins certain et beaucoup moins probable que ces radiations inconnues agissent sur nos plaques photographiques.

Quelques personnes, peu nombreuses, il est vrai, pensent avoir au moyen de l'une ou de l'autre des techniques ci-dessus mentionnées, mis en évidence un groupe quelconque de ces radiations nouvelles.

Il ne m'appartient pas de contester le résultat d'expériences auxquelles je n'ai pas assisté ; mais il m'est permis de dire que je n'ai rien trouvé de tel.

Par contre, j'ai rencontré, ainsi qu'on a pu le voir, un grand nombre de faits dont les apparences étaient susceptibles d'induire en erreur, à ce point de vue, des observateurs inattentifs ou superficiels.

Mont-en-Genevrey, le 7 novembre 1912.

Guillaume de FONTENAY.

RÉPONSE A DEUX OBJECTIONS

J'ai fait au cours des vacances dernières la plupart des expériences relatées dans le Mémoire qu'on vient de lire. Celui-ci fut remis au Secrétariat de l'Académie des Sciences le 9 décembre 1912, et j'en exposai sommairement les conclusions dans une Note réduite aux trois pages réglementaires. Cette Note, présentée par M. d'Arsonval le 30 décembre 1912, fut insérée aux Comptes rendus publiés le 6 janvier 1913.

Elle était à peine connue que des discussions s'élevèrent. Il en est décidément toujours ainsi lorsque l'on touche aux croyances des Vitalistes. Ils n'ont pas plus tôt élaboré une hypothèse scientifique ou pseudo-scientifique que déjà quelques-uns d'entre eux la prennent pour un dogme religieux. Dès lors quiconque y porte la main, quiconque en prouve la vanité n'est plus qu'hérétique, profanateur et sacrilège. C'en est amusant !

Parmi les objections soulevées, deux seulement offrent une apparence de sérieux : une apparence, rien qu'une apparence ; mais c'est assez pour que j'en dise un mot.

La première de ces critiques, c'est que je ne me serais occupé que d'un seul genre de phénomènes : les transcriptions de textes.

Mais oui. Je ne me suis occupé que de ce phénomène parce que c'était le dernier en date (1908) celui que, depuis quatre ans, on présentait comme l'argument suprême et la preuve que tout homme émettait un fluide vital photographiable. Les autres phénomènes invoqués jusque-là dans le même but comme des faits à peu près constants et par conséquent du ressort des sciences expérimentales, tous ces phénomènes : effluves digitaux, photographies de monnaies, argenture de l'or, colorations diverses des plaques, boulets vitaux, auras variées, etc., etc ; tous ces phénomènes avaient été déjà démolis, contestés ou expliqués par Guébhard, Houdaille, Paul Yvon et bien d'autres (1). Je n'avais donc pas à revenir une fois de plus sur un sujet aussi rebattu. Je me suis borné aux faits que l'on prétendait nouveaux et décisifs. Et j'ai montré qu'ils n'étaient ni décisifs ni même bien nouveaux.

Seconde critique : Je n'aurais tenu aucun compte des phénomènes obtenus à Varsovie par le Dr J. Ochorowicz avec Mlle Tomczyk, et de quelques autres faits analogues.

Dans le cas présent je n'avais pas à tenir compte de tels phénomènes ; ils étaient en dehors de mon sujet : les transcriptions de textes.

Et si c'est un reproche d'ordre général que l'on m'adresse, il est des plus mal fondés, car je n'ai cessé de répéter (1) que je ne contestais à priori aucun fait de médiumnité *certifié par un observateur sérieux et digne de créance. Mais je m'élève contre la généralisation absurde que l'on tente, des faits médiumniques, rares, accidentels, exceptionnels, aux facultés normales de l'homme. Or, c'est précisément à ce point de vue des facultés normales de l'homme que la question des rayons vitaux avait été soumise à l'Académie. Je suis donc resté fort justement dans le sujet.*

D'ailleurs le Dr Ochorowicz lui-même, puisqu'on me l'oppose, s'est rallié sur ce point à mon avis personnel. Voici comment il s'exprime dans le numéro de septembre 1911 des Annales des Sciences Psychiques : « *La main d'un homme normal — qui peut être un excellent magnétiseur mais qui n'est pas sensitif et médium — n'a aucune action sur les plaques photographiques, et sous ce rapport M. de Fontenay a parfaitement raison..... Il faut donc se désillusionner sous ce rapport ; car en annonçant des appareils ou des expériences qui doivent prouver la* radioactivité humaine, *la force* vitale, *odique ou* magnétique, *on risque de compromettre la cause du médiumnisme, car dans la majorité des cas, ces appareils et ces expériences ne donneront absolument rien* ».

C'est précisément ce que je soutiens depuis plus de quatre ans, — et presque dans les mêmes termes.

G. DE FONTENAY.

Paris, le 27 avril 1913.

1. Voir notamment : *Annales des Sciences Psychiques*, 1-16 janvier 1909, p. p. 19 et suiv. — Voir aussi mon ouvrage : *La Photographie et l'étude des Phénomènes psychiques* (Gauthier-Villars, 1912), p. p. 68 et suiv., et *passim*.

1. Voir notamment : *Annales des Sciences Psychiques*, août 1910, p. p. 252 et 253.

948-5-13 — Imprimeries Techniques Francis LAUR, 8, rue du Débarcadère, Paris.

DU MÊME AUTEUR :

Suggestion.

A propos d'Eusapia Paladino.

Recherche et description d'un nouvel Actinomètre enregistreur.

Les limites de la Biologie et les limites du Connaissable.

La Fraude et l'hypothèse de l'Hallucination dans l'étude des Phénomènes psychiques.

L'Aura humaine et les écrans de Kilner.

La Photographie des Phénomènes psychiques.

EN PRÉPARATION :

Les Formes transitoires de la Matière.

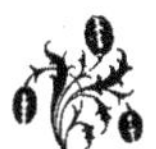

www.ingramcontent.com/pod-product-compliance
Ingram Content Group UK Ltd.
Pitfield, Milton Keynes, MK11 3LW, UK
UKHW012131240726
13965UKWH00005B/2105